AF298567

ANALYSE

DES

EAUX MINÉRALES

DE CHARBONNIERE,

DITES

DE LAVAL;

Par M. DE MARSONNAT, Curé de la Paroisse de Tassin & Charbonniere, en Lyonnois.

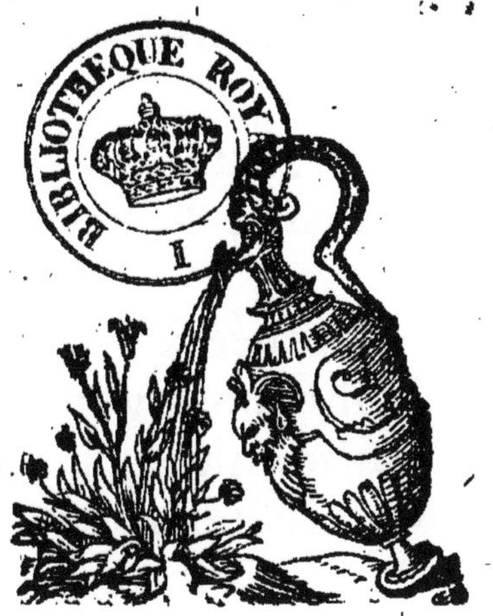

A LYON.

1784.

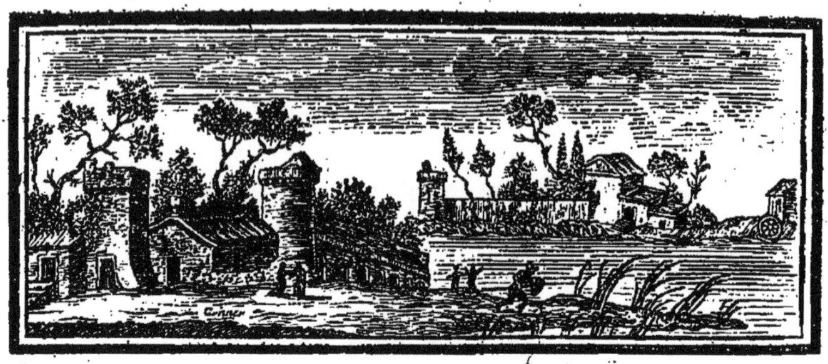

ANALYSE

DES EAUX MINÉRALES

DE CHARBONNIERE,

dites DE LAVAL.

JE découvris les Eaux de Charbonniere, dites *de Laval*, le 30 Septembre
1778.

Leur source est située à l'extrêmité de
la paroisse de Tassin en Lyonnois, dans
le canton de Charbonniere, à deux cents
pas au dessous du Château de Laval. Le
moulin, la levée d'où sortent les eaux,
les bois & les fonds des environs, appar-
tiennent à M. de Laval, qui a fait beaucoup de dépenses pour empêcher les eaux
de la riviere de se mêler avec les eaux
minérales.

A 2

Taſſin joint au couchant la ville de Lyon. La ſource dont il s'agit eſt éloignée de cinq quarts de lieues de cette ville, & d'un quart de lieue à la gauche de la grande route de Paris par le Bourbonnois.

La ſource ſe trouve dans une vallée environnée de monticules; elle ſort avec rapidité à un pied & demi au deſſus du terrain, à travers les pierres amoncelées d'une levée de moulin qui a trente-cinq pieds de hauteur. L'eau tombe ſur des pierres de la nature du granite; dans les endroits où elle eſt retenue & ne coule pas avec rapidité, il ſe forme à ſa ſurface une pellicule colorée repréſentant l'iris lorſque le ſoleil y donne. Il paroît que cette ſource vient d'une petite montagne au nord, qui eſt éloignée de cent pas, couverte de bois de pin & compoſée d'un gorre ſabloneux & de granite; elle eſt environnée de rochers & de bois : ſa ſituation eſt agréable au printemps, en été & en automne à raiſon de l'ombrage; en hyver elle eſt des plus triſtes.

La ſource donne au moins deux pouces d'eau; la quantité ne diminue jamais: après les grandes pluies elle augmente; mais cette augmentation ne vient point par les eaux de la riviere, depuis les travaux que M. de Laval a fait faire pour l'empêcher de se mêler avec les eaux minérales : la preuve en est certaine ; lorsqu'il pleut la source augmente quoiqu'il n'y ait point d'eau dans la riviere : & lorsque la pluie a cessé depuis trois ou quatre jours, la source reprend son état naturel.

Elle sort au midi de la levée ; cette levée est soutenue de matin & soir par des rochers de granite ; elle a cent soixante pieds de longueur sur vingt pieds de largeur.

Dans les temps de pluie, il se forme un petit torrent qui vient des collines du nord ; il est à sec cinq à six mois de l'année, à raison des fortes gelées ou des grandes chaleurs. Il se divise en deux parties à quatre-vingt pas au nord de la source ; l'une tombe au matin, l'autre au soir, de sorte qu'il ne se joint pas dans l'endroit où sortent les eaux minérales, le terrain étant plus élevé de cinq à six pieds. La source est éloignée de chaque partie de la riviere de dix à douze pieds ; & cette élévation continue l'espace de quatre-vingt pas : là les eaux minérales se jettent dans le lit de la riviere, qui se mêlant à d'autres petits ruisseaux, suit sa pente ; & après un cours d'une lieue & demie va se jeter dans le Rhône.

à Oulins , traverſant des vallons envi-
ronnés de monticules qui contiennent
des prés, des terres, vignes & bois.

Lorſque je découvris les eaux de Laval,
les ronces & les rochers en rendoient
l'abord très-difficile ; le chemin a été rendu
plus praticable , & les voitures peuvent
aborder à deux cents pas de la ſource.

L'eau en eſt très limpide ; néanmoins
en l'examinant dans un verre, on y voit
une infinité de particules en mouvement.
Elle a un goût de fer & de ſoufre ; l'o-
deur de ſoufre ſe fait ſentir déſagréable-
ment lorſqu'on approche de la ſource , ou
plutôt celle de foie de ſoufre, plus ou
moins forte , ſuivant les changemens de
temps.

Ceux qui boivent pour la première
fois ces eaux , ont quelquefois des renvois
d'eſtomac ſemblables au goût des œufs
gâtés ou de la poudre à canon. Elles
paroiſſent ſécher le palais ; & leur principe
eſt ſi volatil, qu'elles perdent leur force
à la ſource même, expoſées à l'air libre,
après deux ou trois minutes.

J'ai remarqué parmi les buveurs de cette
eau , qu'elle produiſoit l'effet d'un vo-
mitif ſur quelques perſonnes ; que le lendemain elles les purgeoient , & dans la
ſuite opéroient ſans purger ni faire vomir.

Quelques buveurs en sont purgés ; mais sur le plus grand nombre elles ne produisent pas cet effet.

Desirant de connoître plus particuliérement la nature des eaux de Laval, j'ai voulu procéder à leur analyse ; mais il me manquoit les connoiffances néceffaires. J'ai tâché de les puiser dans les ouvrages des Chymiftes modernes les plus célebres, & j'ai particuliérement confulté le Dictionnaire de Chymie de M. Macquer, les travaux de la Société Royale de Médecine, les Elémens de Chymie de l'Académie de Dijon, les Opufcules Chymiques & Phyfiques de M. Bergman, traduits par M. de Morveau, enfin le Traité fur le Blanchiment des toiles, traduit de l'Anglois de M. Home, imprimé à Paris en 1783.

A l'aide de ces fecours j'ai fait un grand nombre d'expériences pour décompofer & analyfer nos eaux ; mais j'ai compris que, pour donner plus de poids à mon travail, il falloit encore recourir aux Maîtres de l'art.

Je me fuis adreffé à cet effet à M. Lanoix, Maître en Pharmacie de la ville de Lyon, Démonftrateur en Chymie, de la Société Royale d'Agriculture ; il a bien voulu fe tranfporter fur les lieux pour m'aider de ſes lumieres : nous avons répété de concert toutes mes expériences.

Les Eaux minérales de Laval, ſuivant le Peſe-Liqueur de M. Baumé, ſont au neuvieme degré.

Je les ai obſervées pendant quatre années au thermometre de la diviſion de M. de Reaumur ; dans la plus grande chaleur, le thermometre à l'air libre étant au vingt-neuvieme degré, dans les eaux minérales étoit au neuvieme degré ; & dans les fortes gelées, le thermometre étant au huitieme degré au deſſous de la congélation, dans les eaux il étoit au cinquieme degré au deſſus ; ainſi dans le courant de l'année, ſuivant la chaleur ou le froid, la variation n'eſt tout au plus que de quatre dégrés : ce qui prouve que ces eaux ne ſont pas fort ſuſceptibles des viciſſitudes de l'athmoſphere.

Elles doivent être placées dans le nombre des eaux froides ; mais elles ne gelent jamais : & dans les grands froids, il en ſort beaucoup de vapeurs ou de fumée.

La premiere attention que j'ai eue a été de ſavoir ſi ces eaux ne contenoient point de cuivre. Après en avoir rempli un gobelet, j'y ai mêlé quelques gouttes d'alkali-volatil-fluor ; la couleur eſt devenue paille ou petit jaune, le réſidu de

même ; la préfence du cuivre auroit donné
une couleur bleue , fuivant les Elémens
de l'Académie de Dijon & tous les Chymiftes modernes.

J'ai mis dans un gobelet rempli des
mêmes Eaux , du fel volatil concret , du
fel ammoniac , comme le confeille M.
Macquer ; ce qui a donné la couleur
paille ou petit jaune ; autre preuve qu'il
n'y a point ici de cuivre.

J'ai fait bouillir pendant trois minutes
une certaine quantité de ces Eaux ; lorf-
qu'elles ont été refroidies , j'en ai rempli
un gobelet , & y ai mis de la noix de
galle , qui n'a point altéré la couleur ;
ce qui prouve qu'elles font acidules ,
qu'elles ne font point nuifibles , contenant beaucoup de principes volatils , &
n'étant pas tenues en diffolution par l'a-
cide vitriolique , fuivant le fentiment de
M. de Bergman , (*pag.* 158 & 159.)

J'ai mis dans un gobelet plein d'Eau
minérale , de la noix de galle , qui pref-
que à l'inftant a rendu l'eau purpurine ;
deux minutes après elle a paru noire. J'ai
mis dans un gobelet plein de la même
Eau quelques gouttes de firop de vio-
lettes , elle eft devenue verte. L'effet de
ces deux réactifs établit évidemment la
préfence du fer.

A 5

L'alkali-volatil-fluor, l'alkali de tar-
tre & l'eau de chaux ont tous donné à
l'eau une couleur paille ou petit jaune.

J'ai mis dans un gobelet plein d'Eau
minérale quelques gouttes de diſſolution
nitreuſe de mercure ; l'Eau eſt devenue
blanche, le réſidu blanc & jaune, jaune
à cauſe de l'ocre qui s'eſt précipité.

J'ai mis dans un gobelet plein d'Eau
minérale quelques gouttes de diſſolution
nitreuſe d'argent ; l'Eau a pris dans l'eſ-
pace de trois ou quatre minutes la couleur noire.

J'ai mis dans un gobelet plein d'Eau
minérale quelques gouttes de teinture de
tourne-ſol, l'Eau a pris la couleur d'un
beau rouge.

J'ai mis dans un gobelet plein d'Eau
minérale quelques gouttes d'eſprit de
nître, dans un autre quelques gouttes
d'acide vitriolique ; dans un troiſieme
quelques gouttes d'eſprit de ſel marin ;
ce qui a rendu l'Eau, quoique limpide,
d'une limpidité plus remarquable ; & ces
réactifs ont occaſionné dans les Eaux
beaucoup de globules blancs.

J'ai tiré de l'air fixe avec une veſſie, je
l'ai introduit dans un verre d'eau de chaux
limpide, ce qui a donné la couleur blanche : depuis ce temps-là, M. Lanoix ayant

inventé une machine pour tirer l'air fixe ;
sur son modele, j'ai fait faire de grandes
bouteilles à entonnoir , & je m'en sers
dans les chaleurs pour tirer l'air fixe par
le moyen du soleil.

Je me suis servi de la machine de
M. Lanoix auprès de la source ; j'ai rempli cette machine d'Eau minérale, je l'ai
mise au bain-marie , & ai fait bouillir
l'eau jusqu'à ce que l'air fixe ait été dé-
gagé ; j'ai observé que le bocal qui avoit
reçu l'air fixe , contenoit un pouce cube
par pinte de Paris.

Comme j'avois lu dans un Mémoire
intitulé : *Travaux proposés aux Médecins , Physiciens Regnicoles & étrangers
par la Société Royale de Médecine*, qu'on
» découvre les matieres sulfureuses dans
» l'Eau minérale , en y plongeant une
lame d'argent, » j'avois mis une cuiller
à café d'argent à la chûte des Eaux
minérales , qui fut noircie : je croyois
que c'étoit l'effet du soufre ; je me trom-
pois ; M. Maret, Secretaire perpétuel de
l'Académie de Dijon , me marqua, après
avoir eu la bonté de l'examiner , que la
couleur étoit occasionnée par la précipi-
tation d'une portion de terre martiale,
& le développement d'un air inflamma-
ble , qui se dégage de quelques eaux

martiales pendant leur décompofition.

J'ai mis dans ma cave, le 27 Septembre 1779 , plus de cent bouteilles de ces Eaux minérales ; toutes les femaines je débouchois une bouteille, & rempliffois un gobelet, & y mettois un peu de noix de galle, l'Eau devenoit purpurine, enfuite noire. J'ai eu foin de me fervir du même gobelet, d'y mettre la même quantité foit de l'eau, foit de la noix de galle ; j'ai continué toutes les femaines de faire la même expérience jufqu'au 27 Mars 1781 , dix-huit mois après avoir pris l'Eau à la fource ; toute la différence que j'ai remarquée dans l'effet des Eaux mifes à la cave, c'eft que moins elles y avoient refté, plus il étoit prompt & fenfible.

Le 27 Mars 1781, j'eus befoin de mes bouteilles, je les vuidai toutes, & mis au hazard de la noix de galle dans des gobelets pleins de ces Eaux, ce qui donna la couleur purpurine : j'en laiffai dans trois gobelets jufqu'au lendemain, l'Eau devint noire.

Ces Eaux ne laiffent aucun dépôt dans les bouteilles ; étant confervées deux mois & plus, fi on les débouche & vuide à l'inftant ; mais fi l'on tarde quatre à cinq heures après, qu'on en a ôté un verre, à les vuider tout à fait, elles deviennent

troubles, se corrompent, déposent, & dans
la suite la noix de galle ne produit aucun
effet : elles se conservent, dans les temps
frais, quatre à cinq jours; dans les grandes chaleurs, elles se corrompent après
cinq à six heures.

Il faut observer qu'en mettant ces Eaux
dans une cave, après deux mois elles
reprennent leur limpidité & leur goût
martial. Voici comme M. Home s'expli-
que par rapport aux Eaux de Dunse en
Ecosse, qui se corrompent ainsi & reprennent le goût martial. "Le mouve-
„ ment intérieur des parties de l'Eau
„ l'agite avec force, il les subtilise & les
„ dispose à devenir volatiles & à se dissiper
„ dans l'air; la partie fixe du fer qu'on
„ retire naturellement de cette eau,
„ s'atténue par cette action; elle se ré-
„ duit en petites particules & acquiert
„ une nature volatile : ce qui confirme
„ ce raisonnement, c'est que l'odeur, le
„ goût, la faculté de se teindre par le
„ moyen des galles, ne tarde pas à se
„ dissiper de nouveau, & que d'ailleurs
„ en calcinant le sédiment, la pierre d'ai-
„ mant n'en attire plus le fer. „ *Traité
sur le Blanchiment des toiles, traduit de
l'Anglois de M. Home, imprimé à Paris
1783. (Préface page 21 & suivantes.)*

A 7

Après avoir éprouvé les eaux par les réactifs, il étoit indispensable de les analyser par le feu, c'est-à-dire par une douce évaporation.

J'ai mis sur le feu au bain-marie douze pintes d'eau de la source, dans une grande terrine de grès ; l'évaporation a été conduite à un degré de feu médiocre, de maniere que l'eau du bain-marie n'a jamais éprouvé le degré de l'eau bouillante. Lorsqu'elle eut atteint le trentieme degré de chaleur de la division de M. de Réaumur, j'apperçus une infinité de globules d'air se dégager de l'Eau minérale : dans l'inflant la transparence disparut ; elle se troubla & dépofa une terre jaunâtre. Après avoir pouffé l'évaporation jufqu'à près de moitié, je filtrai au travers du papier gris ce qui reftoit dans la terrine pour en féparer la terre ; l'Eau paffa très-limpide. Je la remis au bain-marie pour en continuer l'évaporation ; pendant ce temps-là je fis deffécher la terre ocreufe reftante ; je la ramaffai avec foin : elle étoit du poids de douze grains.

L'Eau de la terrine en évaporation ne laiffant plus dépofer cette terre colorée, je la conduifis jufqu'à ficcité ; je jettai deffus huit onces d'eau diftillée, que j'avois mife auparavant en ébullition ; je filtrai le tout très-chaudement ; je remis ce qui avoit filtré en évaporation dans des petites capsules de verre ; ce qui me procura des crystaux soyeux, séléniteux, s'humectant à l'air : la loupe me fit découvrir quelques crystaux cubiques semblables à ceux de sel marin ; la terre qui restoit sur le filtre, après l'avoir bien desséchée, étoit douce au toucher, du poids de dix grains. Pour découvrir la nature de cette terre, j'y versai de l'acide vitriolique, tout de suite il se fit une vive effervescence ; ce qui dénote une terre absorbante.

J'avois fait plusieurs fois des évaporations par le feu en petit, c'est-à-dire, sur trois ou quatre pintes, & j'avois trouvé la même quantité de résidu ; en faisant ces évaporations sur le feu, lorsque l'évaporation étoit poussée jusqu'à moitié, d'autrefois jusqu'au trois quarts, d'autrefois ne restant que la huitieme, douzieme, seizieme & vingtieme partie à évaporer, j'avois fait passer par le filtre l'Eau restante à évaporer, & l'avois mise à la cave pendant plusieurs jours ; ce qui n'avoit point produit de crystaux.

Au commencement de Juillet 1783, je mis évaporer à l'air libre deux grandes terrines de grès pleines de ces Eaux ; deux mois après je vuidai les terrines évaporées

A 8

d'un tiers ; dans l'endroit où l'Eau étoit
évaporée , je ne remarquai rien ; dans
l'endroit de la terrine où l'Eau avoit sé-
journé jusqu'alors , j'apperçus beaucoup
de cryſtaux ; deux ou trois jours après ces
cryſtaux diſparurent & ſe pulvériſerent ;
ce qui me fit comprendre que ces cryſtaux étoient du ſel de Glauber.

Il réſulte de toutes ces expériences que
les Eaux de Charbonniere ſont froides ,
qu'elles contiennent du gaz méphitique
ou air fixe , du fer , de la terre abſorbante , de la ſélénite , & une petite quantité de ſel marin & de ſel de Glauber.

*Tableau des douze pintes de Paris d'Eau
ſortie de la Source des Eaux minérales
de Charbonniere dites de Laval.*

Au Peſe-Liqueur de M. Baumé elles ont
donné neuf degrés. . 9 degrés.
Air fixe. . . . . 12 pouces cubes.
Chaux ferrugineuſe. . . 12 grains.
Terre abſorbante. . . 10 grains.
Sélénite , Sel marin &
ſel de Glauber. . . . . 64 grains.

Il ne me reſte , pour établir l'efficacité
des Eaux de Charbonniere dites de Laval,
qu'à rapporter à la ſuite de cette Ana-
lyſe , différentes atteſtations qui ne laiſſent
aucuns doutes à cet égard.

Lettre de M. VICQ-D'AZIR, Secretaire perpétuel de la Société royale de Médecine, du 16 Mars 1784.

Monsieur, je vous apprends avec bien du plaisir que la Société Royale de Médecine, ainsi que vous le verrez par la lecture du Programme ci-joint, a fait dans sa derniere séance publique, une mention honorable de votre Mémoire sur les Eaux minérales de Charbonniere. La Compagnie a été flattée de trouver cette occasion de rendre un hommage public à vos travaux & à votre zele. J'ai l'honneur d'être avec la considération la plus distinguée, Monsieur, &c.

VICQ-D'AZIR.

Je soussigné, Docteur en Médecine de l'Université Royale de Montpellier, & Professeur aggrégé au College des Médecins de la Ville de Lyon, y résidant place des Grand & Petit Changes, certifie que quatre pintes environ des Eaux de Charbonniere transportées chez moi, & prises en boisson à la dose de six verrées dans la matinée à jeun, & à des intervalles différens, m'ont fourni un remede agréable, prompt & efficace contre une jaunisse ou ictere universel, affection hépatique que j'ai éprouvée pour la seconde fois dans le mois de Février de l'année 1784. Donné à Lyon le 7 Avr. ½ de la présente année.

RICHARD, D. Médec.

Nous souffignés Curé de la Paroiffe d'Éculfy-lès-Lyon , certifions que la nommée Magdeleine Boutin, femme de Jean Bador , Aubergiffe audit Éculfy , âgée d'environ foixante ans , ayant été travaillée pendant plus de quatre mois d'un rhumatifme goutteux qui lui avoit faifi les mains & jointures d'icelles , & l'avoit mife hors d'état de pouvoir ouvrir les doigts & fe porter la nourriture à la bouche , avec une enflure confidérable aux mains , a été entiérement guérie & a recouvré toute la liberté de fes mains , par l'ufage qu'elle a fait en boiffon des Eaux minérales de Charbonniere dans les mois de Juin & Juillet 1783. Elle commença à fe fentir foulagée au bout de quinze jours ; & ayant continué d'en prendre encore vingt-cinq jours , elle fe trouva parfaitement rétablie. Ladite femme Bador a toujours pris lefdites Eaux à la fource même où elle fe tranfportoit tous les matins à pied. Depuis cette époque elle a fenti diminuer confidérablement une oppreffion habituelle qu'elle éprouve depuis plufieurs années. Fait audit Éculfy ce 12 Avril 1784.

GENEVEY , Curé d'Éculfy.

Je fouffigné certifie avoir ordonné au nommé M. Pari , Bourgeois & habitant de la paroiffe de Limoneft , pour une maladie dartreufe avec ulcere aux deux jambes , les eaux de Charbonniere qu'il a prifes pendant deux mois Août & Septembre 1781 ; fa maladie a difparu fans retour , à la réferve d'un cautere que je lui ai fait à la jambe droite. En foi de quoi j'ai donné le préfent pour fervir où befoin fera. A Lyon le 27 Avril 1784.

DUMAS, Maître en Chirurgie.

Je fouffigné certifie avoir ordonné au nommé Le Mineur, paroiffe de la Tour, pour un rhumatifme qui le rendoit perclus des deux bras, ne pouvant fe donner à manger ni à boire ; je lui ai fait prendre les Eaux de Charbonniere vingt-quatre jours, en Janvier 1784 ; & ces Eaux ont fait un effet fi furprenant, que cet homme fait maintenant ufage de fes bras, comme s'il n'eût été jamais malade. En foi de ce j'ai donné le préfent que j'attefte fincere & véritable. A Lyon, le 27 Avril 1784.

DUMAS, Maître en Chirurgie.

Je fouffigné certifie avoir ordonné à la nommée Therefe Bel, de la paroiffe de l'Arbrêle, fille du nommé Antoine Bel, âgée d'environ vingt-trois ans, pour une maladie dartreufe reffemblante à une lepre, tenant tout le corps ; je lui ai fait continuer les Eaux de Charbonniere pendant fix femaines en Juin & Juillet 1781 ; enfuite j'ai vu avec plaifir difparoître la maladie fans retour. En foi de quoi j'ai donné le préfent que j'attefte fincere & véritable. A Lyon le 27 Avril 1784.

DUMAS, Maître en Chirurgie.

En 1779 la nommée Alirot, âgée de 27 ans, Sœur de la Communauté de St. Charles, eft jugée avoir les glandes de l'eftomac & du méfentere obftruées ; les plus habiles Médecins de Lyon la raitent en conséquence ; malgré l'usage des remedes les mieux administrés , elle vomit toujours & ne peut rien digérer ; elle vient en Vaize, elle y réside à dessein de prendre l'air & de me consulter : je lui administre sans succès les Eaux de Vichi ; je ne fus pas surpris , quand j'eus appris que Messieurs les Médecins lui en avoient fait boire infructueusement & sans même aucune apparence de soulagement : elle boit une bouteille par jour de celle de Charbonniere ; six jours écoulés , elle vomit moins fréquemment & dit se mieux porter. Je lui fais continuer cette salutaire boisson ; j'en augmente peu à peu la dose, jusqu'à trois bouteilles par jour , pendant l'espace de deux mois , au bout desquels elle est guérie. Un mois après elle se trouve si bien qu'elle retourne dans sa Communauté , & reprend ses exercices ordinaires , qu'elle a continués depuis sans interruption avec la jouissance de la meilleure santé : ce que j'atteste véritable. A Lyon le 28 Avril 1784.

DIVOIRY , Maître en Chirurgie.

La femme du Sieur Goutier , habitant de Vaize, âgée de 26 ans , éprouve en 1780 une jaunisse opiniâtre avec douleur à la région hépatique ou du foie ; elle prend inutilement & sans soulagement des boissons délayantes , fondantes , des savoneux tantôt combinés avec les délayans , tantôt avec les martiaux. La malade aussi fatiguée que dégoûtée des remedes , je lui prescris les Eaux de Charbonniere à deux bouteilles par jour. Après quinze jours elle se trouve guérie , & jouit d'une bonne santé depuis ce temps-là : ce que j'attefte véritable. A Lyon le 28 Avril 1784.

DIVOIRY , Maître en Chirurgie.

En 1779 Madame Moulin , Bourgeoife de Taf-fin , éprouve des maux d'eftomac & des vomiffe-mens : elle perd fa fraîcheur , fon embonpoint , & n'eft foulagée par aucun remede ; au contraire le mal augmente ; je lui fais boire une bouteille par jour d'Eau de Charbonniere ; elle s'en trouve bien , & les continue avec plaifir & fuccès pen-dant vingt-quatre jours , fe trouve guérie & jouit d'une bonne fanté. Ce que j'attefte véritable le 28 Avril 1784.

DIVOIRY , Maître en Chirurgie.

Je fouffigné Chirurgien gradué , Profeffeur Royal de cette Ville, certifie qu'ayant confeillé les Eaux minérales de Charbonniere à plufieurs malades attaqués de fievres intermittentes & autres très-rebelles ; dans des cas de dartre feche & au-tres maladies de la peau, d'ardeurs d'urine caufées par le paffage de quelques fables ou petits gra-viers ; tous ces malades ont été guéris radicale-ment par le feul ufage de ces eaux , fans avoir reffenti ni maux de tête ni autres accidens.

Les Eaux minérales de Charbonniere purgent rarement ou très-douçement, elles ne pefent point fur l'eftomac, elles augmentent au contraire fon reffort & elles paffent par la voie des urines ou de l'infenfible tranfpiration : leur qualité aérienne & ferrugineufe les rendent encore très-propres à détruire les obstructions naissantes, à faire couler la bile & à guérir l'ictere ou jaunisse.

La facilité de se procurer ces Eaux, de les boire à leur source qui n'est éloignée de cette Ville que d'une lieue & demie, est un avantage bien précieux pour les malades. A Lyon, ce 8 Mai 1784.

COLOMB, *Professeur Royal.*

Je suis né le 15 Juin 1715 ; depuis l'âge de 20 à 50 ans, j'ai eu trois ou quatre maladies aiguës occasionées par une trop grande abondance de sang, ce qui m'obligeoit de me faire saigner plusieurs fois chaque année ; depuis l'âge de trente-cinq ans jusqu'à présent, j'ai tous les hivers un gros rhume avec difficulté d'expectoration ; l'expectoration a été libre & facile depuis 1780.

Dans le mois de Novembre 1765, je fus attaqué de l'asthme & guéri par l'*antihectique de Poterius.*

Le 21 Décembre 1766, je me cassai la jambe droite ; j'eus une extension de nerf dans la réduction ; cinq mois après je marchai avec des béquilles & continuai pendant une année, la jambe extrêmement grosse & enflée ; j'allai aux bains d'Aix en Savoie six années différentes ; ils m'ont fait du bien ; cependant l'articulation à la cheville du pied & dans la partie qui sépare le pied d'avec la jambe n'a pas été libre, & dans la cheville j'avois des élancemens par intervalle.

Le 30 Septembre 1778, je découvris les Eaux de Charbonniere. Ces Eaux faisant circuler le sang ; comme j'étois menacé d'apoplexie ou coup de sang, je bus les Eaux dans le mois de Septembre 1779 ; j'en bus pendant vingt jours, deux

pintes de Paris ; je mangeois à mon ordinaire,
en m'interdifant les viandes falées & les crudités ;
je ne rendois une partie des Eaux que deux heures
après les avoir bues , le refte dans la nuit ; j'avois
une tranfpiration imperceptible. Au commencement de Décembre , j'eus la falive femblable à
celle que j'avois les jours de faignée ; ce qui dura
pendant les mois de Décembre, Janvier , Février
& Mars. Dans ce temps-là j'avois dans la nuit
une démangeaifon légere dans toutes les parties
du corps , changeant continuellement, & de la
durée de deux ou trois fecondes : dans la journée,
je m'appercevois d'une rougeur au vifage & aux
mains , comme il arrive à ceux qui prennent les
bouillons de viperes ou d'écréviffes , me portant
bien d'ailleurs. J'eus un gros rhume, l'expecto-
tion fut libre & facile , & a toujours continué de
l'être.

Au mois de Mai 1780 , je fis un voyage à che-
val de quinze jours ; les deux derniers jours , je
fis neuf à dix lieues par jour , n'étant accoutumé
que d'en faire deux ou trois ; ce qui m'occafiona
une maladie très-dangereufe au cordon fperma-
tique , guérie par les fondants.

Dans les mois de Mars & Avril 1782 , l'hu-
meur dominante fe jetta fur les genoux & jarrêts
avec douleur vive. En 1783 , dans les mêmes
mois , les douleurs fe renouvellerent.

Dans le mois d'Octobre 1783 , je bus par jour
quatre gobelets , contenant une pinte & demie
de Paris , d'Eau minérale de Charbonniere ; les
quatre premiers jours , trois ou quatre minutes
après chaque gobelet , ma tête tranfpiroit , fur

tout le vifage, dont les gouttes tomboient pendant deux ou trois minutes, fans reſſentir le défagrement de la chaleur avant la tranſpiration.

Le quatrieme jour après midi, les douleurs des mois de Mars & Avril recommencerent & furent très-vives dans la nuit ; je m'endormis, & en m'éveillant je m'apperçus que les parties affectées tranſpiroient beaucoup ; je continuai à boire les Eaux pendant quinze jours ; la tranſpiration continua tous les matins à la fin du ſommeil, pendant tout ce temps-là & deux mois après.

Le 21 Décembre 1766, je m'étois caſſé la jambe droite à trois pouces au deſſus de la cheville : la réduction fut très-douloureuſe, la fracture étant ſimple : l'extenſion des nerfs fut ſi violente, que le gros doigt du pied demeura plus élevé que les autres d'un pouce ; ce qui m'obligea de porter un ſoulier de chapeau, où je fis une ouverture pour le gros doigt du pied. Ce gros doigt ſe remit entiérement à ſa place, dix-neuf mois après, le lendemain de mon arrivée du ſecond voyage des Eaux d'Aix en Savoie : depuis ce temps-là j'ai porté des ſouliers à l'ordinaire, n'y ayant que l'articulation de la cheville & celle qui eſt entre le pied & la jambe qui ne fût pas libre.

Le 9 Mars 1784, j'ai eu une douleur depuis la hanche juſqu'à l'extrêmité du pied de la jambe caſſée ; la douleur augmenta juſqu'au 13 : le 13, le 14 & le 15 Mars, les douleurs furent des plus vives ; il me paroiſſoit que la cheville & tout le pied étoit extraordinairement ſerré par un étau, que l'on me ſcioit la partie qui eſt entre le pied & la jambe ; le gros doigt du pied me cauſant des douleurs infupportables n'ayant reffenti aucune douleur dans les parties affectées aux mois de Mars & Avril 1782 & 1783 ; je compris pour lors que c'étoit l'effet des Eaux que j'avois bues au mois d'Octobre.

Les douleurs de la hanche & de la jambe jufqu'à trois pouces au deffus de la cheville n'ont duré que trois jours ; les autres douleurs ont difcontinué peu à peu : depuis le 16 Mars 1784, la jambe trois pouces au deffus de la cheville, la cheville & tout le pied ont tranfpiré tous les matins ; pendant la tranfpiration, & lorfque je commençois à marcher, les nerfs ou tendons me caufoient de la douleur & continuent encore.

N'ayant pu faire mes fonctions de Curé pendant cinq femaines ; je les fais actuellement.

J'exhorte ceux qui voudront boire les Eaux minérales de Charbonniere, de confulter d'habiles Médecins qui les connoiffent.

Les Eaux minérales de Charbonniere doivent être regardées comme les feules Eaux minérales de cette qualité en Europe. J'ai lu toutes les analyfes que j'ai pu découvrir, j'ai confulté des perfonnes inftruites qui m'ont affuré ne connoître aucune Eau minérale qui préfente le phénomene de celle de Charbonniere, qui eft que ces Eaux troublées & corrompues, deux mois après reprennent leur limpidité, leur goût martial & fulfureux, ne laiffant aucun dépôt dans les bouteilles : il faut en excepter les Eaux de *Dunfe en Ecoffe*, qui préfentent le même phénomene ; mais il faut remarquer que les Eaux de *Dunfe*, fuivant l'analyfe qu'en a fait le célebre M. Home, ont quatre ou cinq degrés de chaleur de plus que les Eaux communes : les Eaux de Charbonniere font très-froides ; il y a même peu de sources dans le pays dont les Eaux soient aussi froides que les Eaux minérales de Charbonniere.

Lettre de M. de la Tourrette, Secretaire perpétuel de l'Acamie de Lyon ; Correspondant des Académies des Sciences, de Paris ; de Sienne & de la Société royale de Montpellier; de l'Institut de Bologne ; de la Société Physico-Botanique de Florence ; des Académies de Nanci & de Dijon ; de la Société d'Agriculture de Lyon, de celle de Toscane, dite des Georgiphiles ; *des Sociétés Économiques de Berne & de la haute Lusace ; honoraire de la Société d'Émulation de Bourg-en-Bresse : A M. de Marsonnat , Curé de la paroisse de Tassin & Charbonniere, en Lyonnois.*

De Lyon le 5 Mai 1784.

Recevez , Monsieur , tous les remercîmens que je vous dois , par le plaisir & le souvenir agréable que m'a procuré la lecture de votre Analyse, que j'ai l'honneur de vous renvoyer. Je serois un ingrat , si je n'étois pas sensible aux éloges que vous donnez aux Eaux martiales de Charbonniere , dites *de Laval.* Ces éloges raisonnés vous ont été dictés par votre zele & par votre amour pour l'humanité ; les mêmes principes doivent vous engager à les rendre publics.

J'ai été un des premiers à reconnoître l'efficacité de ces Eaux par mon expérience. En l'année 1778, je fus en proie à une fievre nervale quotidienne, que les purgatifs & les fébrifuges ne firent qu'irriter. Elle se prolongea dans l'hiver de 1779, & j'en étois fatigué depuis neuf ou dix mois lorsque j'entendis parler des Eaux *de Laval*.

J'engageai M. Gavinet, mon Confrere à l'Académie, Pharmacien & Chymiste, très-distingué en cette ville, à en faire avec moi l'Analyse. Elle nous présenta, à peu de différence près dans les proportions, les mêmes principes que vous avez obtenus avec M. Lanoix. Cette conformité augmente la confiance due à l'une & à l'autre Analyse.

J'envoyai nos résultats à M. Tronchin, aux conseils duquel j'avois eu recours. Ce célebre Praticien, qui se proposoit de m'envoyer à Spa, n'hésita pas de me conseiller les Eaux *de Laval*, dès qu'il les connut; mais il me recommanda expressément de ne les prendre que dans un temps sec & lorsque la chaleur feroit bien assurée. J'éprouvai en effet dans la suite, que ces Eaux n'étant pas d'une grande activité, passoient moins bien, lorsque le temps étoit humide ou à la pluie. M. Tronchin me prescrivit en attendant, pour tout remede, l'équitation, le régime, la dissipation & la patience.

Les accès avoient un peu diminués d'intensité, mais ils subsistoient opiniâtrement, avec des caracteres très-marqués ; par une suite nécessaire, l'estomac affoibli digéroit mal, le genre nerveux n'avoit plus de ton, & je végétois dans un état de maigreur, de marasme, de foiblesse, & presque découragé, lorſqu'à la fin de Mai, je commençai l'uſage de vos Eaux.

Je ne fis précéder aucuns purgatifs auxquels j'avois renoncé depuis huit mois. Dès le premier jour, & ſans aucune addition, les Eaux paſſerent promptement, ſans fatiguer mon débile eſtomac, ſans que je reſſentiſſe aucun embarras dans les inteſtins, & ſans ètre aucunement purgé. Le quatrieme jour, j'en pris juſqu'à deux pintes & continuai avec le même ſuccès. Le douzieme la fievre, graduellement atténuée, ſe diſſipa en entier, ne me laiſſant que cette légere inquiétude, qu'une longue épreuve ſemble réveiller périodiquement, après une grande continuité d'accès réglés & journaliers : ils ſubſiſtoient depuis près de treize mois. Au bout de vingt jours tout reſſentiment ceſſa ; les nerfs avoient repris leur ton, l'appétit étoit revenu, les digeſtions ſe rétablirent, je ſentis le bien-ètre.

Il fut confirmé par l'uſage que je fis des mêmes Eaux l'automne d'après. Quoique la ville de Lyon, nos Provinces entieres, toute la France même fuſſent à cette époque infectées de fievres intermittentes, je n'en eus aucun reſſentiment. A la fin du printemps ſuivant, je pris encore les Eaux, mais par reconnoiſſance plutôt que par beſoin.

Je dois ajouter que je les buvois quelquefois ſur les lieux, & le plus ſouvent tranſportées à Lyon. Ces dernieres paſſoient avec la même facilité, & conſervoient une ſuffiſante limpidité, orſqu'on avoit eu ſoin de les boucher parfaitement ; de les apporter ſans délai enveloppées de

feuilles humides, & de les plonger à leur arrivée dans de l'eau fraîche, encore mieux dans
de l'eau à la glace. La volatilité du gaz (*), qui
tient le fer en diſſolution, exige néceſſairement
ces ſoins.

Il n'en eſt pas moins vrai, qu'à l'égard de ces
Eaux comme de toutes les autres, il eſt toujours
préférable de les prendre à la ſource, lorſque le
temps eſt beau. La fraîcheur qu'elles ont, leur
ſinguliere limpidité, altérée en peu d'inſtans par
le contact de l'air : en même temps la diſſipation
de l'eſprit, l'exercice du corps, la pureté de l'air
qu'on reſpire, ſont autant de moyens naturels
qui augmentent leur efficacité.

Mais la diſtance de Lyon à Laval, quoique peu
conſidérable, y met quelquefois obſtacle. Les frais
ou la peine augmentent pour ceux qui n'ont pas
de voitures ; les chemins ſont d'un aſſez difficile
abord, & le buveur eſt dénué des reſſources né-
ceſſaires auprès de la Fontaine.

Les ſoins que M. de Laval a bien voulu ſe
donner pour en faciliter l'accès, au travers des
rochers amoncelés, & la dépenſe qu'il a faite
pour y parvenir, lui aſſurent la reconnoiſſance
du public ; mais on deſire encore, & l'on cherche
en vain, quelqu'abri auprès de la ſource contre

(*) C'eſt à l'activité de ce principe volatil qu'on doit
attribuer l'effet que j'ai obſervé ſur un verre qui m'a ſervi
long temps à boire de ces Eaux. Ce verre très-blanc
dans ſon état naturel, eſt devenu d'un jaune d'ocre,
qu'aucun lavage n'a pû enlever, ſur-tout dans le fond,
parce que le principe colorant a pénétré la ſubſtance
même du verre.

le soleil, la pluie & toutes les intempéries. Il conviendroit auffi que les malades, qui ne font pas dans le cas de faire chaque jour un voyage pour fe rendre aux Eaux, y trouvaffent des logemens, & qu'il y eût des hôtelleries pous les gens de tous états. Mais on ne peut fe flatter d'y voir former de pareils établiffemens, que lorfque le Gouvernement, après avoir reconnu l'utilité réelle de ces eaux, aura fait applanir & réparer les chemins difficiles qui y conduifent.

J'ai l'honneur d'être avec la plus parfaite confidération, Monfieur, votre très-humble & très-obéiffant Serviteur.

LA TOURRETTE.

P. S. Je croirois, Monfieur, manquer à ce que je dois à mes compatriotes, en ne vous autorifant pas à faire de cette Lettre, tout l'ufage que vous croirez convenable, à la publier même à la fuite de votre analyfe, fi cela peut entrer dans vos vues refpectables. J'ai cru devoir cet hommage à la vérité. J'ai été un peu long; cependant je n'ai pas tout dit : j'aurois pu parler des bons effets dont j'ai été témoin en allant prendre vos Eaux à la fource, principalement fur les fievres intermittentes, fur les obftructions qui en font la fuite, & fur-tout fur les affections dartreufes; mais j'ai cru devoir me reftreindre à ce que j'ai perfonnellement éprouvé; n'ayant aucune miffion pour publier des faits que les gens de l'art peuvent feuls apprécier.

9 782019 293116